肩周炎自救指南

[日] 町田秀树——著
陈硕——译

告别肩膀僵硬与疼痛

人民邮电出版社
北京

图书在版编目（CIP）数据

肩周炎自救指南：告别肩膀僵硬与疼痛 /（日）町田秀树著；陈硕译. -- 北京：人民邮电出版社，2025.
ISBN 978-7-115-65419-9

Ⅰ. R684.3

中国国家版本馆 CIP 数据核字第 2024JS9817 号

免 责 声 明

本书内容旨在为大众提供有用的信息。所有材料（包括文本、图形和图像）仅供参考，不能用于对特定疾病或症状的医疗诊断、建议或治疗。所有读者在针对任何一般性或特定的健康问题开始某项锻炼之前，均应向专业的医疗保健机构或医生进行咨询。作者和出版商都已尽可能确保本书技术上的准确性以及合理性，且并不特别推崇任何治疗方法、方案、建议或本书中的其他信息，并特别声明，不会承担由于使用本出版物中的材料而遭受的任何损伤所直接或间接产生的与个人或团体相关的一切责任、损失或风险。

内 容 提 要

本书为肩周炎（五十肩）人群提供了简单但有效的针对性解决方案。本书共 4 部分，第 1 部分剖析了肩膀疼痛的诱因；第 2 部分介绍了高效改善五十肩的方法与建议；第 3 部分以多步骤图文讲解的方式，为手臂抬起不同角度的人群提供了针对性的肩关节练习方法；第 4 部分阐释了消除五十肩的生活习惯，包括正确的办公姿势、行走时的注意事项等。本书是五十肩人群的自救指南，可以帮助他们通过简单运动改善症状，从而告别肩膀僵硬与疼痛，拥有更健康的生活。

◆　　著　　　　[日] 町田秀树
　　　译　　　　陈　硕
　　　责任编辑　刘日红
　　　责任印制　彭志环
◆　人民邮电出版社出版发行　　　北京市丰台区成寿寺路 11 号
　　邮编　100164　　电子邮件　315@ptpress.com.cn
　　网址　https://www.ptpress.com.cn
　　北京市艺辉印刷有限公司印刷
◆　开本：880×1230　1/32
　　印张：4　　　　　　　　　　　2025 年 1 月第 1 版
　　字数：71 千字　　　　　　　　2025 年 1 月北京第 1 次印刷
　　著作权合同登记号　图字：01-2024-2452 号

定价：39.80 元

读者服务热线：(010)81055296　印装质量热线：(010)81055316
反盗版热线：(010)81055315
广告经营许可证：京东市监广登字 20170147 号

如果肩膀疼痛
手臂只能抬高到30度左右

那么不要靠自己
依靠重力
放松肩膀

俯卧肩下垫枕

※做法在第60、61页。

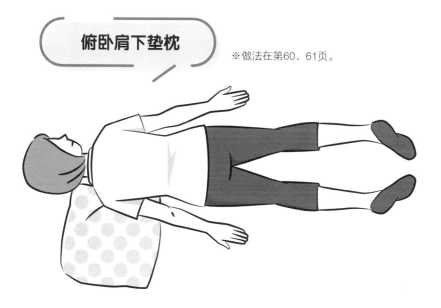

如果你试图强迫自己抬起手臂，就会因为逃避疼痛而破坏关节的活动方式，即使疼痛消失了，关节的活动范围也会变小。

请忍住"必须要动"的想法，尝试停止用自己的力量移动。

然后，慢慢伸展手臂打开胸腔，让重力来做这件事。

话说回来，因为过于用力而筋疲力尽，但还要勉强用力，结果也会导致你无法移动手臂。

※手臂抬起的高度以不引起麻木或疼痛的角度为宜。

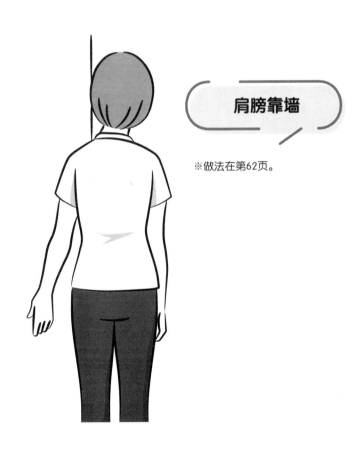

肩膀靠墙

※做法在第62页。

可以尝试肩膀
下沉，向下伸展

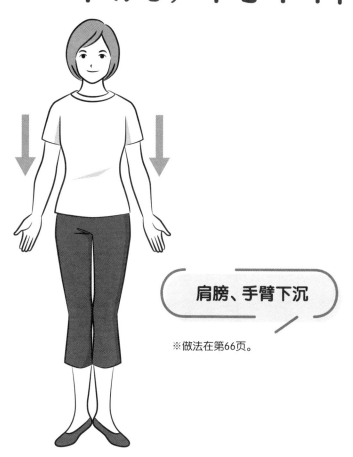

肩膀、手臂下沉

※ 做法在第66页。

即使你的手臂可以稍微抬起，也不能把自己逼得太紧。如果勉强自己，
就会倒退回因过于努力而抬不起来的状态。

让身体继续静静休息吧。

不要让你的肩膀还保持在用力向上抬起的姿势。

现在是练习下沉肩膀的时候了。

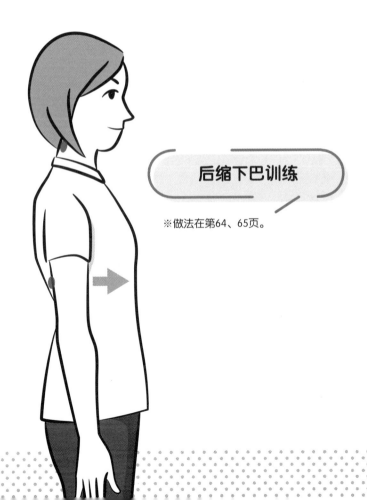

后缩下巴训练

※做法在第64、65页。

如果手臂能抬起45～60度

外旋肩膀
夹紧背部

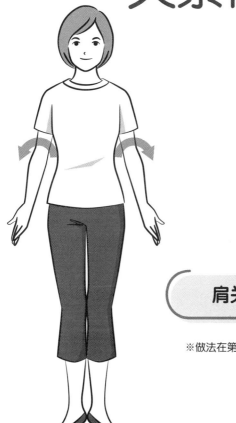

肩关节外旋

※做法在第70页。

如果你能将手臂举到这个高度，就说明你的肩膀已经下沉了。

现在是时候在活动肩膀的同时，调节一下肩膀的状态了。

尝试着手臂向后外旋（扭转）。

如果在这一阶段也操之过急，则会很快倒退回去。

慢慢地，不要着急，开始正确地移动它们吧。

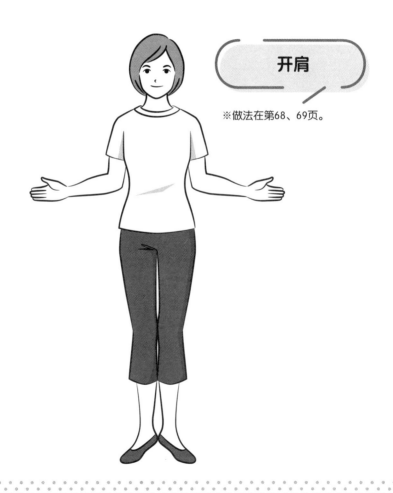

开肩

※做法在第68、69页。

如果手臂能抬起60～90度

外旋肩膀，
抬起一定角度，
下沉肩胛骨吧！

背部肌力训练

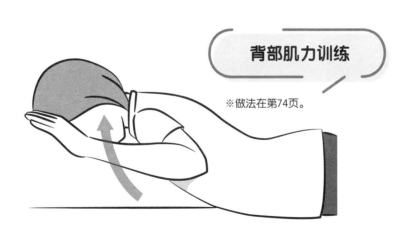

※做法在第74页。

要想进一步改善，可以利用自身的力量和反作用力将肩胛骨更多地向下沉。

多次经历过肩周炎（五十肩）的人，请不要着急，慢慢地、正确地做。

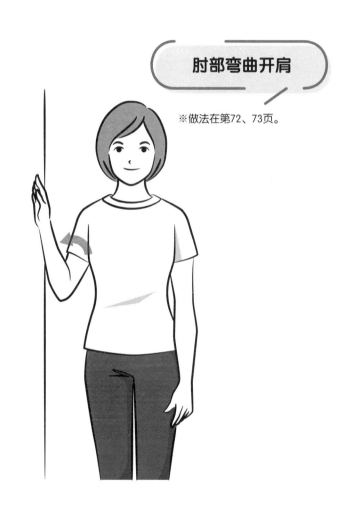

肘部弯曲开肩

※做法在第72、73页。

如果手臂抬起超过90度

不使用肩胛骨，欢呼万岁

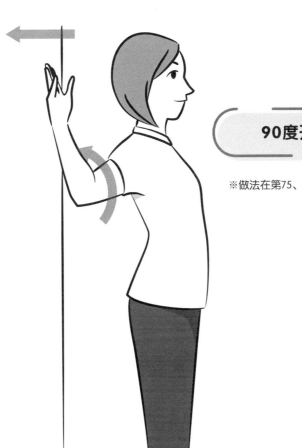

90度开肩

※做法在第75、76页。

尽量在不移动肩胛骨的情况下抬起手臂。

不必要的肩胛骨运动会导致手臂运动模式的平衡被破坏，从而引起疼痛。

保持肩胛骨在运动过程中的稳定，从而恢复肩胛骨的正常活动范围。

135度伸展手臂

※ 做法在第 76、77 页。

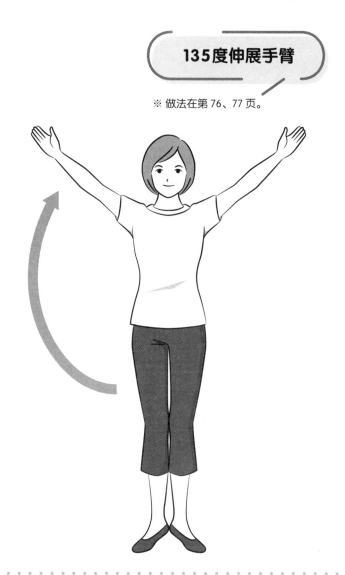

目 录

为什么肩膀因为疼痛抬不起来呢

如何改善五十肩

外旋肩关节，改善五十肩

第**4**部分

消除五十肩的生活习惯

第 1 部分

为什么肩膀因为疼痛抬不起来呢

如果不及时治疗肩膀的疼痛，手臂就无法活动

"我的手臂抬不起来。""我的肩膀动不了。"

如果你出现这些症状，可能怀疑患有五十肩。医学上称之为肩关节周围炎（简称肩周炎）。在17世纪初至19世纪中期，人们把五十岁左右出现肩膀和手臂疼痛的症状称为长寿病或五十肩。此后，越来越多三四十岁的人也会出现疼痛，这其实都是同一种疾病。

五十肩会在没有任何特殊诱因的情况下引起肩膀疼痛。有的人疼痛消失后不会造成严重后果，而有的人疼痛会迅速加剧。最初可能是"肩膀有些不适"，但可能突然转向更强烈的症状，如"剧烈疼痛而无法继续活动"或"因疼痛无法在夜间安然入睡"。钝痛、剧痛持续一年以上并导致精神痛苦的情况并不少见。

然而，疼痛的持续时间因人而异，其特点是疼痛有一天会消失，但大多数病例会因为疼痛反复发作而烦心。每次复发都会使疼痛加剧，并延长疼痛的时间。关节的活动范围也会变小，即使没有疼痛，关节也几乎无法活动。五十肩就是这样，但如果了解病因，知道引起五十肩的原因并加以纠正，就可以避免严重并发症的发生。

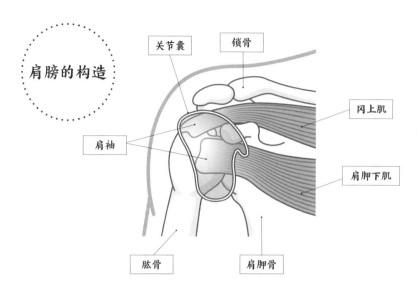

肩膀的构造

关节囊

锁骨

冈上肌

肩袖

肩胛下肌

肱骨

肩胛骨

肩膀周围有炎症，肩膀的关节囊有炎症或粘连，就会引起五十肩。

五十肩的主要症状

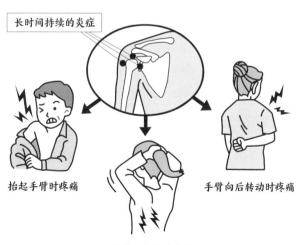

长时间持续的炎症

抬起手臂时疼痛

向后扎头发时疼痛

手臂向后转动时疼痛

肩膀僵硬，手臂再也抬不起来，发展为"冻结肩"

"肩膀突然疼得抬不起来手臂了。"

大多数经历过五十肩的人都会这么说。但是，在此之前一定有很多前兆。

这是一种类似于压迫感的疼痛，出现在上臂的中段外侧。这是一种常见的症状，通常在肩部疼痛有所改善后出现。

许多人回忆，他们"经常感到这种症状已经持续一段时间了"，只是在五十肩开始好转后才意识到。虽然有压迫感，但起初并没有疼痛，所以也就没在意，只是用伸展和运动来缓解。

每年出现几次这种症状后，患者的手放在身体后面时开始感到压迫感和疼痛。随后，疼痛开始出现在肩关节，并且越来越严重。

五十肩给人的感觉像是突然发作的疼痛，但实际上，它是一种善意的骚扰，在相当长的一段时间里，它通过一次又一次的症状让人知道它的存在。然而，每次症状和疼痛都会加重，而且需要更长的时间才能消失。最终，疼痛总是挥之不去，肩关节也变得几乎无法活动，这就是俗称的"冻结肩"（肩周炎）。

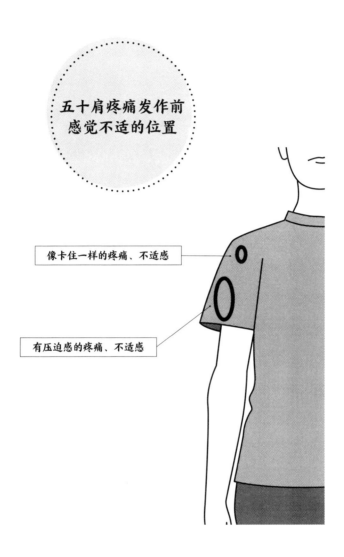

五十肩疼痛发作前感觉不适的位置

像卡住一样的疼痛、不适感

有压迫感的疼痛、不适感

上臂有压迫感的疼痛、不适感

如果肩膀疼痛，就不要用力抬起手臂

有些人说，当肩膀疼痛而无法抬起手臂时，他们会尽量不动手臂。这只会使疼痛更加严重。首先要放松，从放松整个身体开始。

另外，有些人因为害怕"如果不动它，就会变得僵硬"的说法，会使出浑身解数拼命活动肩膀。然而，从止痛的角度来看，并不推荐勉强自己去做这样的动作。

照镜子或拍一段视频，看看自己在肩膀疼痛的情况下仍努力抬起手臂的样子。

的确，你可以通过努力将手的位置提高一些。但是，你会发现，你只是在调整手的最终位置，而肩关节本身却几乎没有任何动作，无论是你的身体向侧面倾倒，还是用耸肩的方式强行抬起肩膀，这完全是过度勉强自己。

这样只会造成更严重的状况。找出你疼痛到无法抬起手臂的原因，然后再努力恢复到能够正确活动肩关节的状态。

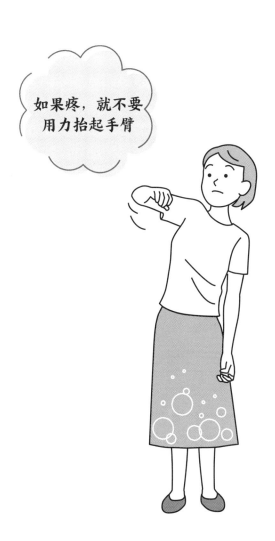

就算勉强自己抬起手臂，肩关节也几乎没有运动。

肩膀不能运动是有原因的

"如果不动它，就会变得僵硬。"

不要被这种强迫观念所束缚。肩膀活动的范围原本就会随着身体活动方式的不同而不同。

例如，如果你看到5～10岁的孩子直直地举起手臂，他们可以很轻松地将手臂举得很高，甚至可以碰到耳朵。然而，随着年龄的增长，他们的手臂就不能举得那么高了，你再看到时就会感到惋惜。之所以会变成这样，是因为身体的不良使用方式。

这一般归咎于年龄的增长和缺乏锻炼。但是，如果能够正确使用身体，肩膀的活动范围就不会变小。

就五十肩而言，当肩膀的活动范围缩小得很明显时，症状就会出现。

当肩膀习惯了狭窄范围的活动时，症状就会消失。当活动范围变得更小时，症状会再次出现，但当患者再次习惯时，症状又会消失。这一过程的反复会使病情恶化。

肩膀不会因为你活动它而变好，也不会因为你不活动它而变糟，只要正确地活动，就能长期保持它良好的状态。

正确和错误的举手方式

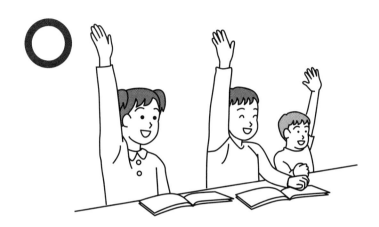

小学生直直地举起手臂，可以碰到耳朵。

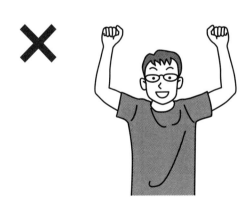

习惯性动作可能会导致不适和疼痛

我们每个人都有一种非常值得感激但又令人困扰的特性，叫作"习惯"。

通常，无论是工作还是锻炼，都是通过锻炼神经传递速度和肌肉力量来取得进步的。这种发展必然涉及习惯。

例如，尽管我们知道良好的坐姿对身体有益，但还是倾向于弯腰驼背地坐着。坐姿不端正的时间越长，就越容易变得驼背。驼背后，想要有好的坐姿就变得太难了。

相反，如果习惯了良好的坐姿，就可以毫无困难地继续保持良好的坐姿。

无论坐姿好坏，为了便于做出习惯性的动作，肌肉的使用方式和骨骼都会逐渐发生变化。其变化就会导致不适和疼痛。

问题的根源在于平常的动作。

尽可能消除这种习惯性动作，让我们通过真正的改善来克服疼痛吧。

良好的坐姿和驼背坐姿

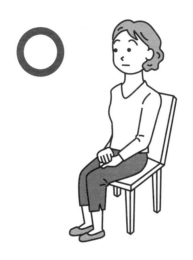

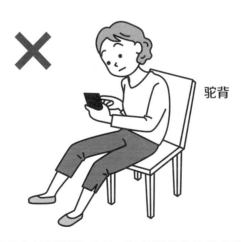

驼背

正确坐姿是让身体与地面保持垂直。以背部弯曲的状态坐着是不可取的。

注意肩胛骨向下移动困难的情况

现在的人喜欢大幅度地活动肩胛骨。然而，需要考虑的是，肩胛骨的运动范围分两种：一种运动幅度大，另一种运动幅度不大。

肩胛骨有6类运动。在这里，除了上回旋和下回旋，我们重点关注肩胛骨的上、下、内、外4类运动。向上和向外两类运动非常容易，而且运动幅度很大。而向内的运动因人而异，幅度也可能相当大。

但肩胛骨的向下运动是一类很难的运动。因为直接向下移动肩胛骨本身就很困难，有些人甚至做不到。

即使是肩膀状态正常的人，想要向下移动肩胛骨也只能移动很小的幅度，所以做出正确的动作是不容易的。

如果不考虑肩胛骨不同类别的活动范围，过大幅度地随意活动肩胛骨，就会因为肩胛骨本身向上和向外的活动比较容易，身体更倾向于向这两个方向活动，而本身活动范围较小的向下活动逐渐减少，这类活动也会越来越困难。这样一来，长时间肩关节活动范围的改变，会导致辅助肩胛骨向上和向外活动的肌肉越来越紧张，向下活动的肌肉越来越松弛无力，而肩关节肌肉力量长时间不平衡，会使得上背部形态发生改变。哪怕是正确的站立动作都会加剧消耗不必要的肌肉力量，同时会使得原本就困难的向下活动更难以进行。

长此以往，就形成了典型的驼背体态。

肩胛骨4个方向的运动

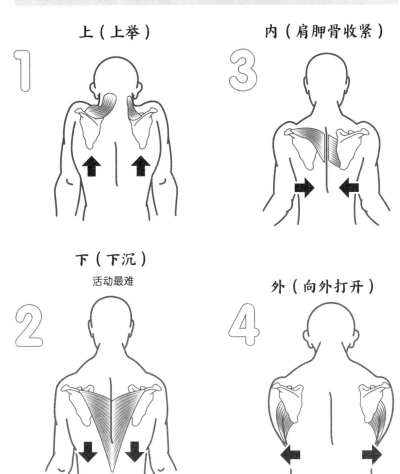

上（上举）

1

内（肩胛骨收紧）

3

下（下沉）

活动最难

2

外（向外打开）

4

肩胛骨运动大致可分为6类：上举（上提肩胛骨）、下沉（下沉肩胛骨）、内收（使肩胛骨收紧）、外展（打开肩胛骨）、上回旋（向外旋转肩胛骨）、下回旋（向内旋转肩胛骨）。在本书中，我们主要介绍4种最重要的姿势练习：上举、下沉、内收和外展。

为什么会出现五十肩

在大多数情况下，手臂难以抬起，出现疼痛时，通常被称为五十肩，也就是医学上所说的"肩关节周围炎"。

一般来说，肩关节周围炎的典型病因是冈上肌发炎。随着病情恶化，还会导致该部位肌肉撕裂。

如果想改善这种情况，就需要清楚地了解该处发生炎症的原因。

"肩袖撕裂"，即包裹肩胛骨和肱骨的肌肉（肩袖）撕裂，很容易与五十肩混淆，因此如果有这方面的担心，请去医院骨科接受超声波治疗。

进行疼痛治疗时需要注意的一点是冈上肌可能会发炎。

与此最相关的情况被称为"圆肩"。它也与驼背等不良姿势有关，也有些人可能曾试图改善自己的圆肩。

对这种"圆肩"了解得越多，就越能知道如何改善它。

肩关节周围发生的炎症

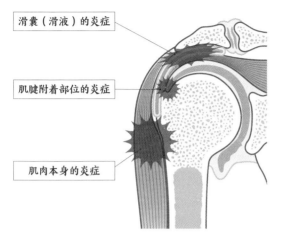

滑囊（滑液）的炎症

肌腱附着部位的炎症

肌肉本身的炎症

肩关节周围产生的炎症

冻结肩和肩袖撕裂的不同点

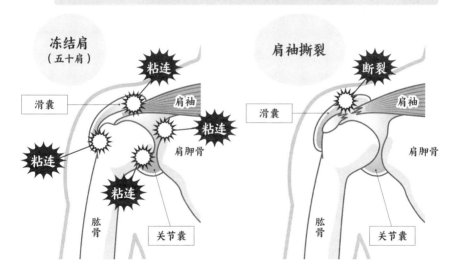

冻结肩
（五十肩）

粘连

粘连

粘连

粘连

滑囊

肩袖

肩胛骨

肱骨

关节囊

肩袖撕裂

断裂

滑囊

肩袖

肩胛骨

肱骨

关节囊

两者的区别在于，肩袖撕裂是"疼痛难忍，但可以勉强抬起手臂"，而冻结肩通常是"疼痛难忍，无论怎么做都无法抬起手臂"。

颈椎曲度变直会增加颈部和肩膀的负担

正常情况下，不良姿势会导致背部变弯，背部的肩胛骨向两侧张开。这不仅会使背部在垂直方向变弯，还会使背部在水平方向变弯，从而造成身体整体上的不良姿势。这种变化会导致肩膀前移，也就是所谓的圆肩。

这种情况会导致大多数人在抬不起手臂的初级阶段沿肩胛骨内侧（胸椎侧）出现疼痛。许多人因为这种独特的疼痛而变得忧心忡忡，这是圆肩的早期症状，有的人最早在青少年阶段就出现这种症状了。

当肩胛骨失去向两侧张开的能力时，疼痛就会消失。大约也是在这个时候，肩胛骨以下的背部区域会变得紧张，全身的疲劳感大于疼痛感。很多人会有消化不良的感觉。

这还不足以引起肩膀疼痛。

但是，如果圆肩得不到及时的治疗，颈椎曲度变直的风险就会增加。本来，颈椎有着轻柔的弧度，可以自然地支撑头部的重量。但是，如果颈椎变直，就无法支撑头部的重量，从而增加颈部和肩膀的负担。

圆肩的机制

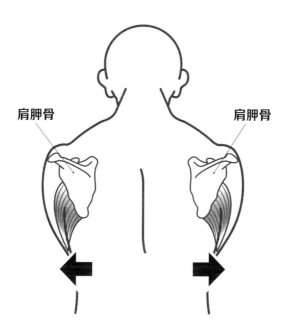

肩胛骨　　　　　　　　　　　　　　　肩胛骨

圆肩是指胸部肌肉收缩、肩胛骨向外侧打开的状态。

肩膀越向前移动，手臂就越抬不起来

　　圆肩继续发展下去，肩膀向前移动的幅度越大，就越能唤醒人体最大、最强壮的肌肉之一——胸大肌。胸大肌连接胸部中央和肩膀下方的手臂。它原本是用来使手臂向前的肌肉，因此，当肩膀、手臂向前移动时，或多或少地都会用到它。当胸大肌被使用时，即使程度很小，它也会将手臂拉向胸部中央。在背部，肩胛骨会更多地向左右展开，当手臂向内扭转时，它也会将手臂拉向内侧和中央。本来肩胛骨和手臂的骨骼是连成一条直线的，现在它们成了"く"字形。

　　在这个过程中，冈上肌会受到影响（见第42～43页）。

　　笔直的冈上肌弯曲成"く"字形，肌肉从而被拉伸。由于肌肉具有牵张反射，肌肉在受到牵拉时会向相反方向收缩，因此冈上肌会不自觉地不断恢复到原来的长度。最终导致抬起手臂的肌肉变得疲惫不堪并发炎。这就是造成手臂疼痛而无法抬起的诱因。

　　这种情况一开始会在胸部与手臂连接的部位周围出现疲劳感，容易出现像被棍子戳了一样的疼痛。

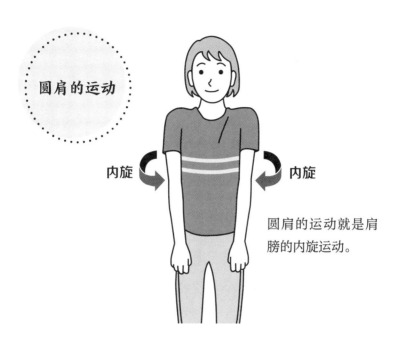

圆肩的运动

内旋 内旋

圆肩的运动就是肩膀的内旋运动。

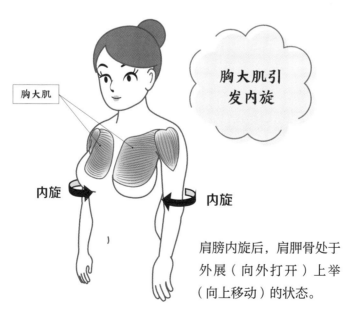

胸大肌

胸大肌引发内旋

内旋 内旋

肩膀内旋后，肩胛骨处于外展（向外打开）上举（向上移动）的状态。

头部向前移动，背部会弯曲

随着圆肩的发展，背部变得更加弯曲，头部更加向前伸。原本站立时，头部重约5千克，重量由脊柱承担，肌肉只是用来保持姿势不变。然而当头部向前移动时，脊柱变得弯曲，无法承受头部的重量。这时，肩膀和颈部周围的肌肉就必须承受头部的重量。

这一过程中使用的主要肌肉是肩膀上的斜方肌。当头部向前移动时，斜方肌必须承受头部的重量。肩膀的持续僵硬也是因承受头部力量而不断受到牵拉造成的。

此外，随着头部向前的角度越来越大，颈部前方的肌肉也会收紧，像木棍一样支撑着头部。整个颈部收紧，也会导致其他地方疼痛。

很多从未打过网球或棒球的人都会感到肘部疼痛，医生会告诉他们患有网球肘或棒球肘。这也是由颈部疲劳造成的，也是当肩膀抬不起来时，你会感到上臂中心附近有压迫感的原因。

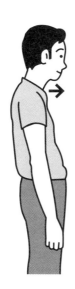

头部向前移动，
背部会弯曲

圆肩会导致头部前移，给背部带来很大的负担。

斜方肌承担头部
的重量

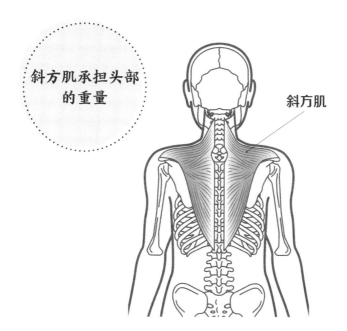

斜方肌

肩胛骨被拉起而出现麻木

当肩膀处于圆肩状态时，肩膀会自动耸起。

事实上，当耸肩时，手臂是不会抬起来的。这就是经常听到有人说"手臂抬不起来"的原因，甚至比疼痛更严重。这也是随着年龄增长肩关节活动范围缩小的原因。试着将手臂伸直抬起的同时拼命耸起肩膀。手臂只能斜着举到135度左右。如果这种耸肩动作长时间持续，骨骼结构就会因为习惯而发生变化，耸肩就成了常态。

因此，抬起手臂所需的力量超过了必要的程度，导致在日常的随意动作中疲劳会不断积累。还有一个特别的问题就是肩胛骨被拉起。当肩胛骨被拉起时，冈上肌穿过的通道就会变窄。这被认为是加重炎症的原因。

圆肩会导致冈上肌弯曲成"く"字形，肩膀耸起，从而使冈上肌穿过的通道进一步变窄，造成压迫。这是肩膀抬不起来的最常见的原因。

如果这种情况成为习惯，疲劳达到一定程度后就会出现手麻的症状。

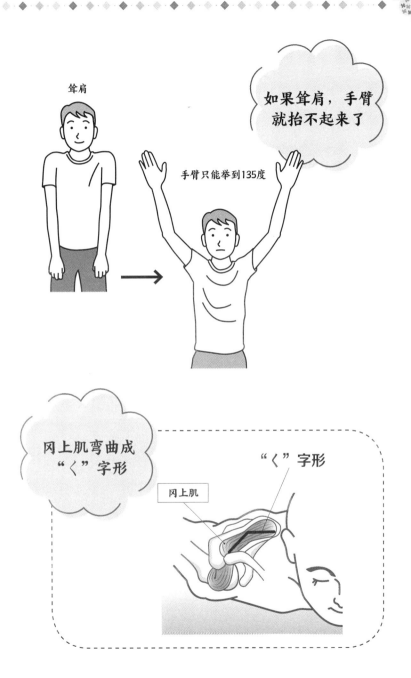

五十肩检查测试

如果符合你的症状，请将 √ 填入方框内。

1. ☐ 姿势不佳，感觉背部是弯的。
2. ☐ 耸肩走路。
3. ☐ 拿工具的样子就像在抓东西。
4. ☐ 一段时间以来，体能下降了很多。
5. ☐ 胸锁乳突肌变得看不清了。

呈现倒八字形状的肌肉就是胸锁乳突肌

6. ☐ 下颌的线条不清晰。
7. ☐ 颈部变粗了。虽然没有训练，感觉颈部肌肉更发达了。
8. ☐ 感觉脖子变短了。因为颈部很难受，所以衬衫最上面的扣子也系不上了。
9. ☐ 侧脸的下颌线变成了钝角。
10. ☐ 前臂（肘部到手腕的部分）容易出现类似腱鞘炎的症状。
11. ☐ 活动肩关节时，会感到关节有牵拉感，或感觉手臂被拉出了原位。
12. ☐ 手臂变粗了。
13. ☐ 肘部不能完全伸直。
14. ☐ 手臂向内和向背部扭动时，感觉肩膀或手臂侧面有压力或拉扯感。
15. ☐ 握力变弱。

※ 0个√代表没有问题。
※ 如果只有1~3个√，初步判断为五十肩。即使出现症状，也只是稍微不舒服。
※ 如果有4~7个√，那么疼痛什么时候出现都不奇怪，属于轻症。
※ 有8~13个√代表已经经历过疼痛且每次疼痛都会加重，是从轻症过渡到重症的人群。
※ 有14~15个√的人在疼痛消退的时候也是重症，疼痛到了影响睡眠的程度。

第 2 部分

如何改善
五十肩

随着圆肩的持续，症状逐渐加重

如果圆肩持续存在，就会出现恶性循环。

当头部向前移动时，肩膀会自动耸起。肩膀的耸起会导致颈部更加前倾，头部更加前移。这就造成了比之前更难抬起手臂的情况。

如此反复，就会形成恶性循环，加重上述所有症状。

而当颈部向前倾，头部向前移时，就意味着整个脊柱变弯，说明整个身体的姿势在逐渐恶化。

这不仅会导致肩膀疼痛和不适，还会导致腰部、腿部甚至全身疼痛和不适。

事实上，许多肩痛患者的臀部和膝盖也会出现疼痛和不适。这也是由身体失衡引起的。

有时下半身会导致上半身垮掉，上半身会导致下半身垮掉。我们需要阻止最坏的情况发生。要做到这一点，就要确保能正确地使用自己的身体。

第3部分中介绍的练习就有非常好的效果。

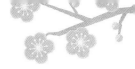

肩周炎的原因

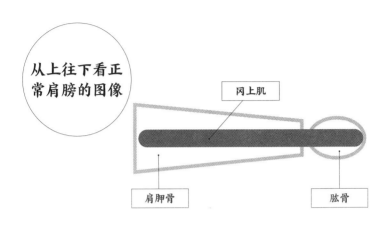

从上往下看正常肩膀的图像

冈上肌

肩胛骨

肱骨

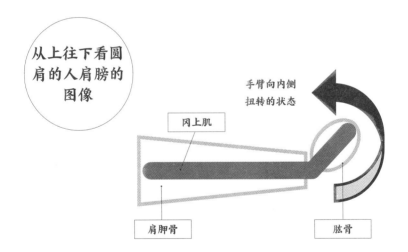

从上往下看圆肩的人肩膀的图像

冈上肌

肩胛骨

手臂向内侧扭转的状态

肱骨

冈上肌呈"く"字形，阻碍了手臂的正常上举。

随着年龄的增长，更容易变成圆肩

　　圆肩在某种意义上来说可能是必然存在的。这是因为人在站立或行走时，手掌会朝内贴近身体。

　　当然，手掌朝向身体的运动可以通过前臂内侧的运动（旋转肘部，使手掌朝下，肘部弯曲90度）来恢复正常。但是，如果手掌因姿势失调而向内翻转，就会从肩膀处向内翻转（向内扭转），从而形成圆肩。

　　人的肌肉力量在25岁左右达到顶峰，之后会随着年龄的增长而下降。肌力下降意味着更难对抗地心引力站立起来。因此，姿势会变得不端正，更容易发生圆肩。

　　人们可能会考虑姿势不良和圆肩是不是人类必然存在的。然而，如果轻易地接受了这一事实，就更容易出现各种问题和疼痛。

　　请注意身体的使用方法，避免出现圆肩，避免可预防的问题和疼痛。

肩膀活动范围减小的原因

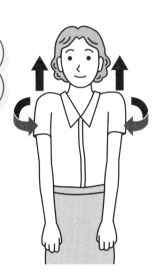

圆肩导致手臂无法向上和向后移动

圆肩导致手臂向内扭转，自动引起耸肩动作。

从上向下看一个人的图像，左侧是圆肩，右侧是正常肩膀

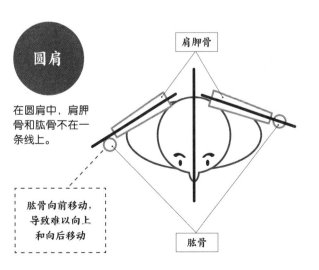

圆肩

在圆肩中，肩胛骨和肱骨不在一条线上。

肩胛骨

正常肩膀的位置

在正常状态下，肩胛骨和肱骨在一条线上。

肱骨向前移动，导致难以向上和向后移动

肱骨

试着有意识地下沉肩膀

随着年龄的增长，我们在日常生活中会不自觉地耸肩。

以下是我们耸肩时的一些例子。

● 在与人交谈并关心他们的时候。

● 感恩吃到美味可口的食物的时候。

● 想快点做完某事的时候。

● 表现可爱的时候。

如上所述，在做各种动作时，我们会不自觉地抬起肩膀。

正常情况下，当肩膀抬高时，手臂是无法直直地抬起来的。但由于年纪轻和代偿，我们能够自由地进行日常生活，这自然会导致不自觉的疲劳，终有一天会引发炎症。

要想消除这种负担，只需单纯地考虑"肩膀下沉"即可。哪怕是最轻微的有意识的努力，都有助于消除疼痛。

肩膀下沉的方法

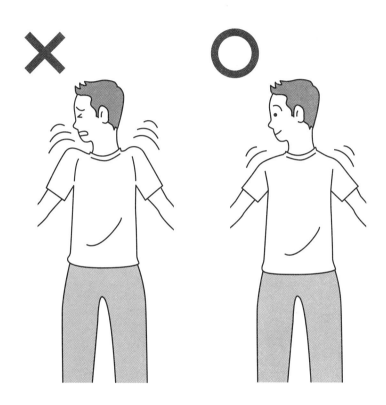

如果集中注意力将肩胛骨直直地向下沉，肩膀可以更好地放下。

为了下沉肩膀，下巴应向后缩

如果你耸动肩膀，下巴就会自动抬高并使头部向前移动。无论如何努力不让头部向前移动，只要耸动肩膀，头部或多或少地都会向前移动。

反之，如果姿势不对，下巴抬起，头部向前，肩膀就会自动上举耸起。换句话说，要想肩膀下沉，就要把下巴往后缩，要想下巴往后缩，就要让肩膀下沉。两者都是必要的，因为它们是联动的。

下巴后缩的方法

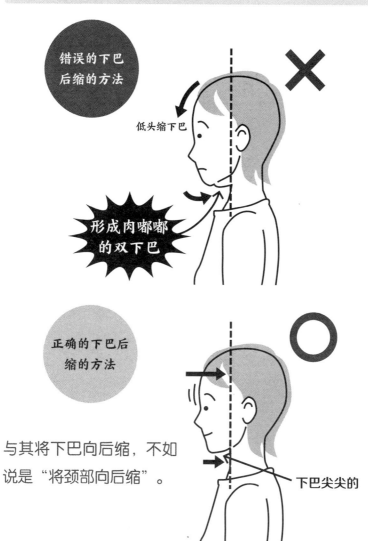

错误的下巴后缩的方法

低头缩下巴

形成肉嘟嘟的双下巴

正确的下巴后缩的方法

与其将下巴向后缩，不如说是"将颈部向后缩"。

下巴尖尖的

肩胛骨向正下方移动，胸部向前挺起

一听到"挺胸"这个词，人们往往会想到"挺起胸膛"。

这里需要注意的是，为了挺起胸膛，肩胛骨会靠近背部中心。肩胛骨靠近背部中心，确实会使胸部处于挺起的状态，但无论怎样努力，肩膀一定会耸起。此外，你的头部会以一种略显呆滞的姿势向前凑。虽然胸部能挺起来，但最终还是会成为肩膀疼痛的原因。

挺胸时，应保持肩胛骨不动，或肩胛骨直直地下沉。由于躯干的垂直弯曲，胸部会向前移动，就像后缩下巴要用到颈部后侧的肌肉一样，肩胛骨下沉也能让颈部以下支撑脊柱的肌肉得到更有力的锻炼。

这将使你在站立的同时，从腰部向上有力地支撑脊柱，完全使用身体的核心部位，放松肩膀。

因此，背部的大肌肉——背阔肌就会被用到。让我们正确使用背部肌肉吧。

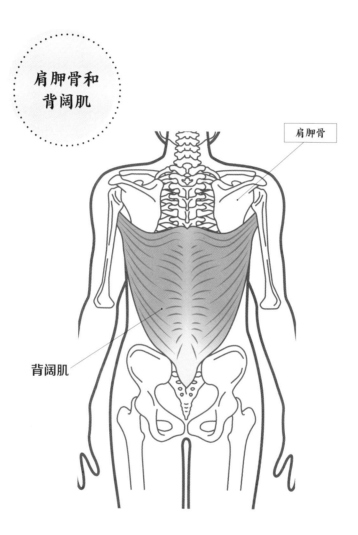

肩胛骨和
背阔肌

肩胛骨

背阔肌

当肩胛骨直直地下沉时，背阔肌收缩使胸部向前挺起。

正确使用背部肌肉能塑造优美的姿势

令人惋惜的是，很多人不常使用背部肌肉。究其原因，就是背部太弯了。

从肌肉功能来看，腹肌负责脊柱的凸，背肌负责脊柱的凹。而人类所具备的功能之一就是神经的相反性支配，指的是具有相反功能的肌肉不能同时使用的特性。只要背部弯曲，不管自己的意愿如何，都已经使用了腹部肌肉。

这样一来，就无法使用进行相反动作的背部肌肉。虽然并非完全不使用，因为它们在生活中的许多方面都是平衡的，但到目前为止，背部肌肉是使用最少的。

脊柱会有生理弯曲（见第85页），即腰部向前弯曲，胸部向后弯曲，颈部向前弯曲。

此时，为了更成功地使用背部肌肉，请有意识地下沉肩胛骨和向后缩下巴，以形成一个漂亮而有利的姿势。

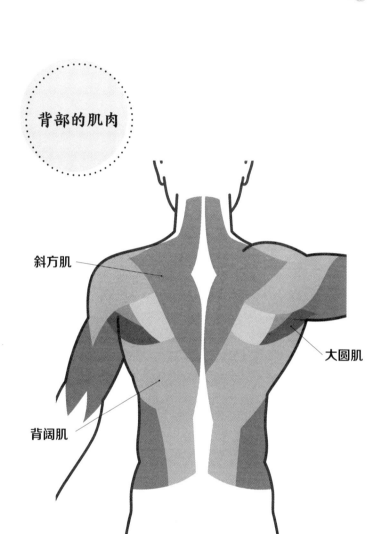

背部的肌肉

斜方肌

大圆肌

背阔肌

背部弯曲会导致背部肌肉得不到使用。

目标是恢复解剖学上的正确位置

关于人类的理想姿势，不断思考的答案就是"标准解剖学姿势"。

什么是标准解剖学姿势？很多人可能会有这样的疑问。

标准解剖学姿势是解剖学中使用的基本姿势，例如健康和体育教科书中大多数裸露骨骼和肌肉的人体插图。这是一种直立姿势，双腿分开与肩同宽，下垂的手伸直手指，掌心朝前。

这种骨架是解剖学上的正确姿势，肌肉也是根据这种骨架绘制的。

患者站姿理想，改善五十肩的所有要素都已就位。

值得注意的是，在手臂下垂、手掌朝前的姿势下，肩关节正好朝向一旁。

在下页的插图中，手臂虽然稍稍偏离身体，但由于肩膀下沉，左右肩关节对齐，在肌肉不吃力的情况下实现了理想的动作。

这样就可以远离圆肩了。

我们要消除圆肩，让肩膀彻底地转向正确的姿势。

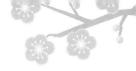

骨骼（标准解剖学姿势）

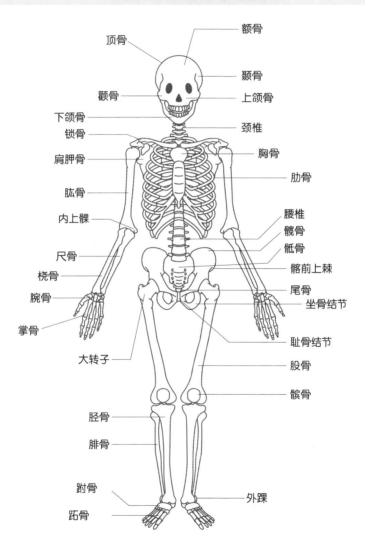

额骨

顶骨

颞骨

颧骨

上颌骨

下颌骨

颈椎

锁骨

肩胛骨

胸骨

肱骨

肋骨

内上髁

腰椎

髋骨

骶骨

尺骨

髂前上棘

桡骨

尾骨

腕骨

坐骨结节

掌骨

耻骨结节

大转子

股骨

髌骨

胫骨

腓骨

跗骨

外踝

距骨

左右肩关节对齐后，就能实现理想的动作，肌肉也不会感到吃力。

如果肩膀正对着耳朵，就不会有圆肩

如果眼睛向下看前方5~10米处，在不移动眼睛的情况下，肩膀的远端不会进入视野，这说明没有出现圆肩。圆肩是肩周炎的病因之一，重要的是要能够保持没有圆肩的状态。

当意识到这种状况时，可以尝试将肩胛骨拉到背部中央并挺起胸部来平衡。前面讲过，将肩胛骨拉到背部中央会导致肩膀耸起和头部前移。

这时，肩胛骨直直地下沉，手臂下垂，这样就会用到背部名为背阔肌的肌肉。背阔肌与胸肌正好相反，人体中相反功能的肌肉不能同时使用的规则再次发挥作用。所以，如果背阔肌使用得当，那么作为造成圆肩主要原因的胸大肌就不容易被使用。

因此，胸部可以向前挺起，使肩膀的位置直接对着耳朵。如果不习惯，可以使手掌朝前，这样肱骨和肩胛骨的位置会更好。如此就能最大限度地改善和预防五十肩。

外旋肩关节，改善五十肩

检查自己的状态

肩膀疼痛而无法抬起手臂的人来到诊所时会说他们的手臂"可以抬到这个高度"，但事实上并没有他们想象的那么高。如果不了解自己的状况而试图改善它，只会因为太勉强自己而适得其反。

首先，需要正确了解自己的情况。

下面将教你如何使用镜子检查自己的状态。

①站在镜子前，手掌朝前从两侧举起手臂（※ 如果在身体前侧举起手臂，就会更多地使用到状态不佳的肌肉，从而将效果降到最低）。

②抬起手臂时，肩膀不要超过最初的位置。此外，身体也不要向左或向右倾斜。

③在这种姿势下，找出自己的手臂可以举起的角度。

下面介绍的改善方法应每天早、中、晚各做一次。

检查的做法

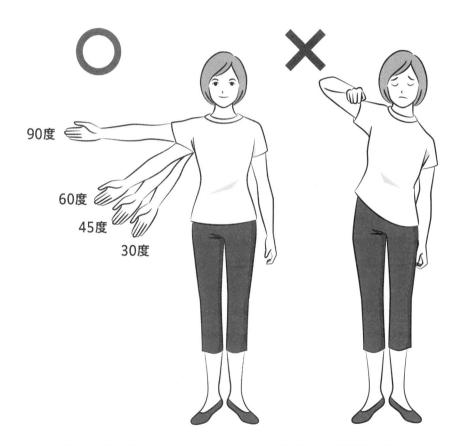

90度
60度
45度
30度

来诊所就诊的大多数人都是通过倾斜身体来抬高肩膀的。换句话说，就是肩关节几乎不动只有手臂抬高是错误的。让我们检查一下手臂是否能正确地从侧面抬起来吧！

如果只能将手臂抬高到30度左右，那就依靠重力，然后放松

　　如果强迫自己把手臂抬起来，但几乎抬不起来，试着停止用自己的力量移动它。

俯卧肩下垫枕的做法

打开胸腔，依靠重力放松地伸展肩膀。

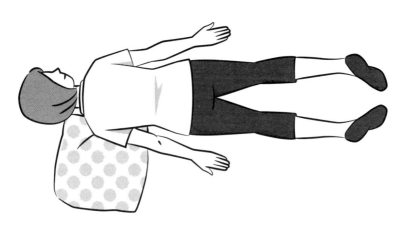

1　平躺，在疼痛的肩膀下放一个枕头。如果可以，将脸转向枕头相反的一侧。如果疼痛剧烈，也可以脸朝下。

2

保持10~30秒，直到疼痛感消失。开始时疼痛
会很剧烈，但在30秒内疼痛感就会消失。

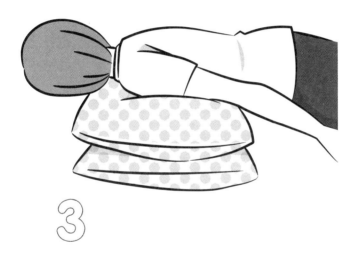

3

一旦疼痛感消失，则垫两个枕头把头抬高，最
佳高度是大约10秒后疼痛感消失时的高度。

肩膀靠墙的做法

可以站着利用墙角或柱子来代替枕头。

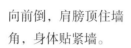

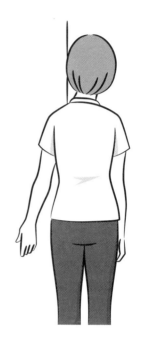

向前倒，肩膀顶住墙角，身体贴紧墙。

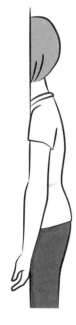

在肩膀前侧●部位（※见下图），如果摸到硬疙瘩（骨骼），将硬疙瘩的外侧和内侧分别抵住墙角或其他物体，持续10～30秒。

※外侧顶住时，手和手臂会有发热或麻木的感觉，但问题不大。内侧顶住时，很多情况下不会有任何感觉。两者都很重要。

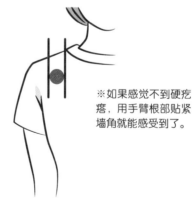

※如果感觉不到硬疙瘩，用手臂根部贴紧墙角就能感受到了。

握紧水瓶的做法

让水瓶的重量顺着手臂垂下。

手掌朝前握住水瓶，放在身体旁边。让手臂下垂10～30
秒。如果出现麻木，请立即停止。

※尽可能想象手臂放松下垂。

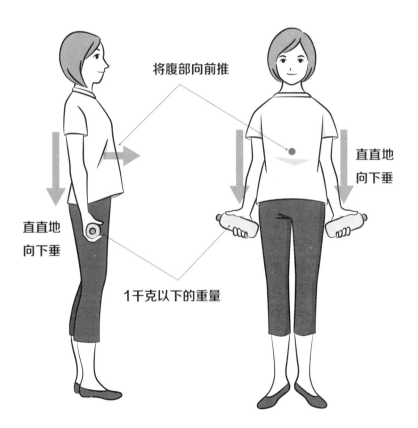

将腹部向前推

直直地
向下垂

直直地
向下垂

1千克以下的重量

如果手臂只能抬起30~45度，那就肩膀下沉，向下伸展

现在还不是把自己逼得太紧的时候。

练习下沉肩膀，同时让身体休息。

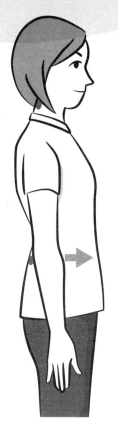

后缩下巴训练的做法

要保持正确的站姿、对于那些只能将手臂抬起30~45度的人来说，这是一项很合适的锻炼。

确保腰部向身体
前方移动。

以良好的姿势站直，将下巴向后缩约20秒。

如果做着困难，可以每次做2秒。

※下巴向后缩时肩膀下坠，使用附近（※见下图）的肌肉，
给肩胛骨增加下沉的力量。

※由于肩胛骨向下的动作一开始就很小，所以肩胛骨不会有
太大的移动。

**想象颈背周围区域被
向后拉的感觉**

**想象肩膀和颈
部根部也被向
后拉的感觉**

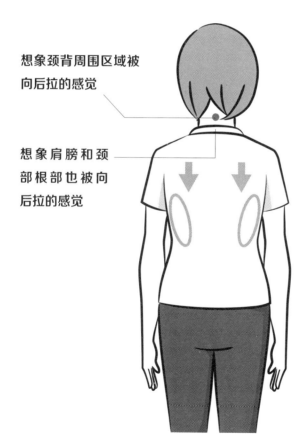

肩膀、手臂下沉的做法

肩膀用力保持外旋的姿势，从手臂下沉开始逐步放松肩颈吧！

身体直立，保持良好姿势，下巴向后缩。注意力集中在双手和手臂。持续10～30秒。

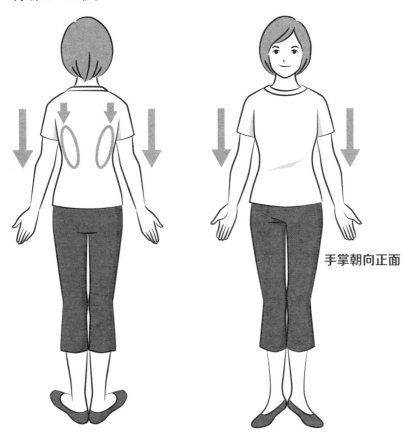

手掌朝向正面

对肩胛骨施加更多下沉的力量。肩胛骨几乎不向下运动，但这一点很重要，因为这是我们平时做得最少的动作。

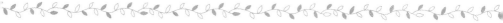

坐位扭转手臂的做法

坐位双手支撑，只需扭动手臂，就会刺激无法活动的肌肉。

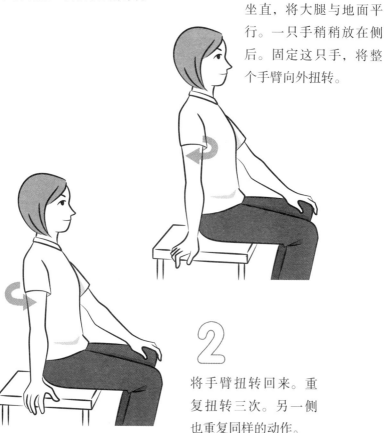

1
坐直，将大腿与地面平行。一只手稍稍放在侧后。固定这只手，将整个手臂向外扭转。

2
将手臂扭转回来。重复扭转三次。另一侧也重复同样的动作。

这对于停止运动的肌肉和神经传输都有刺激作用。

当手臂可以抬起45～60度时，肩膀外旋，夹紧背部

当能上举到这个程度时，说明肩膀已经会下沉了。

是时候在活动肩膀的时候，调节一下肩膀的状态了。

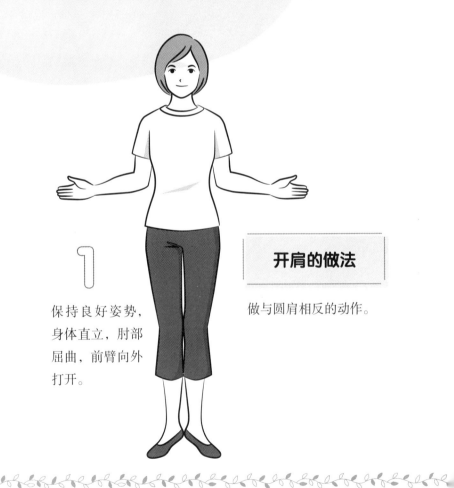

1

保持良好姿势，身体直立，肘部屈曲，前臂向外打开。

开肩的做法

做与圆肩相反的动作。

2

固定肘部位置，前臂向外，使其尽量与地面持平。肩膀打开10秒。此时，尽量减小腋窝的间隙。

感受肩膀向外扭转

※如果有疼痛感，请使用墙壁或柱子帮助疼痛的肩膀纠正姿势。另一侧肩膀重复同样的动作。

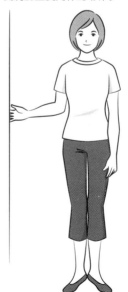

肩关节外旋的做法

推荐给那些已经能够顺利
打开肩膀的人。

1 保持良好姿势，
身体直立。

2 手臂下沉，将手臂扭到极限，
手心朝外，持续 10 秒。

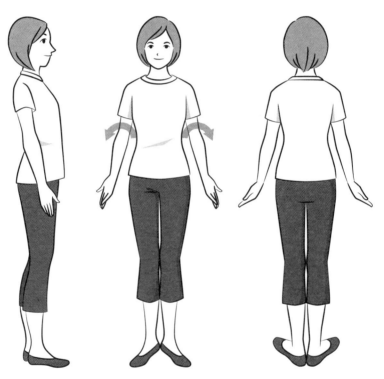

※有意识地将肩胛骨向中间
靠拢时，头部向前移动会变
成略显呆滞的姿势。

※肩胛骨向中心靠近，但不要有意识地将它
们靠拢。肩胛骨应下沉。

正确且大范围地使用背部肌肉，背部肌肉会变得紧绷。
人们应该调整外旋的方式。

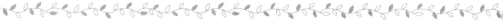

拍手开肩的做法

在拉伸胸肌的同时活动胸肌，增加刺激。

1 保持良好姿势，身体直立，后缩下巴，挺胸。

2 身体保持1的姿势，双手在身前拍打。做5～10次，同时感受胸部的伸展。

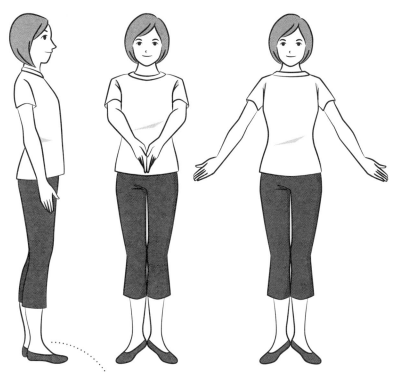

这个动作不仅能刺激肌肉，还能激活神经

3 伸出手臂，张开双手，准备好姿势进行下一次拍手。

※在不破坏姿势的情况下，将双手张开到右上方插图的水平，进一步伸展胸部肌肉，从而为下一次的拍手蓄力。

如果手臂可以抬起60~90度，请外旋肩膀，抬起一定角度，下沉肩胛骨

要想进一步改善，可以利用自身的力量和后坐力，将肩胛骨更多地向下沉。

肘部弯曲开肩的做法

开肩动作是在肘部弯曲的情况下进行的。肩膀硬疙瘩的外侧靠墙时，接触的地方会被大大地伸展。

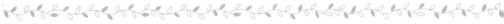

1

保持良好的姿势靠墙站直。

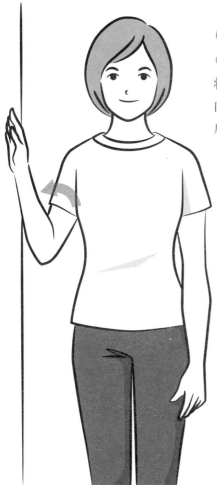

2

将一只手靠在墙上，前臂向外打开10秒。另一侧肩膀重复同样的动作。

肩膀和肘部周围有可能会出现麻木感。
通过扭转和弯曲肘部进行调整，以感觉舒适而不吃力为度。

背部肌力训练的做法

许多人难以使用背部肌肉。背部肌力训练的目的就是帮助这些人使用背部肌肉。

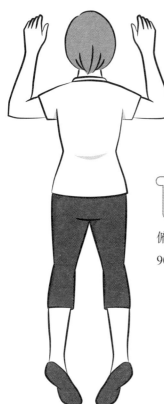

1

俯卧，弯曲肘部，将手臂抬高至约90度（以不感到疼痛为度）。

2

在抬起上半身的同时抬起手臂。做5~10次。

※ 不要抬起下巴。

如果手臂抬起超过90度，不使用肩胛骨，欢呼万岁

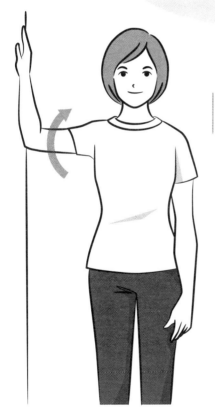

90度开肩的做法

做弯曲肘部的开肩动作，手臂抬起，与肩膀呈90度的姿势。垂直扭转肩关节，使肩胛骨向下的力量达到最大。

单手扶墙，以良好的姿势站直。

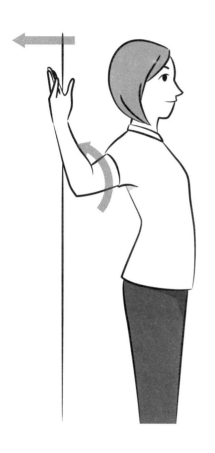

2

引起疼痛的那只手臂正对身体一侧。抬起手臂，向前迈一步，将手臂扭转到身体侧后面，持续10秒。另一只手臂重复同样的动作。

※这样可以拉伸胸肌。但要注意，如果下巴抬高，效果就会大打折扣。

135度伸展手臂的做法

这个动作可以最大限度地使用背部肌肉。不过，有些人会出现肌肉抽筋的情况，因此，慢慢来、循序渐进是快速改善的关键。

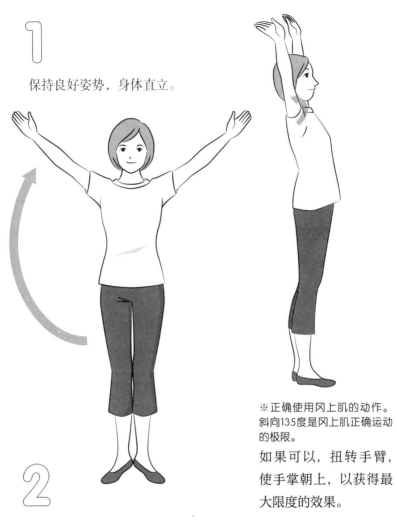

1

保持良好姿势，身体直立。

※正确使用冈上肌的动作。斜向135度是冈上肌正确运动的极限。

如果可以，扭转手臂，使手掌朝上，以获得最大限度的效果。

2

将手臂向两侧斜向抬起135度左右，持续5秒。手掌朝前。

※不要从正面举起手臂。

肩膀疼痛的人即使能抬起手臂，也不宜斜抬超过135度，这是由关节的状况决定的。只有在关节能够正常活动时，才可以抬起手臂。

外旋肩关节的好处

美背

美背的关键在于肩胛骨的位置和手臂下沉的位置。

背部不好看时，肩胛骨会因为圆肩而向两侧打开，同时，手臂垂于身体前方，这样从侧面就能看到肩胛骨下方的腋窝外侧区域。当这一区域被手臂遮住时，就会形成纤细的体态，达到美背的效果。

肩胛骨和手臂下沉的位置可以通过肩关节的外旋来调整。

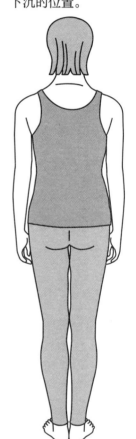

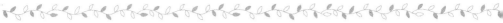

美背的重点

肩胛骨和手臂的
位置良好

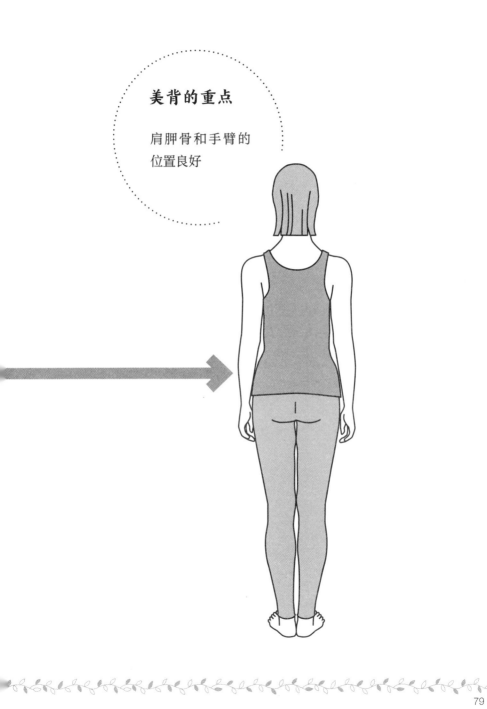

外旋肩关节的好处

❷

消除手臂赘肉

　　手臂出现赘肉的原因是，由于圆肩，手臂在胸大肌的牵拉下向内扭转。这种向内的扭转会阻碍肱三头肌正常附着在肱骨上，使其无法正常使用，造成了手臂上松松垮垮的手臂赘肉。

　　向外扭转手臂可使肩胛骨更靠近脊柱中心，当手臂处于正确位置时，松垮的赘肉就会消失。但是，如果肩胛骨单纯地向中心靠拢，头部就会向前移动，形成略显呆滞的状态，反而会使情况更加恶化。

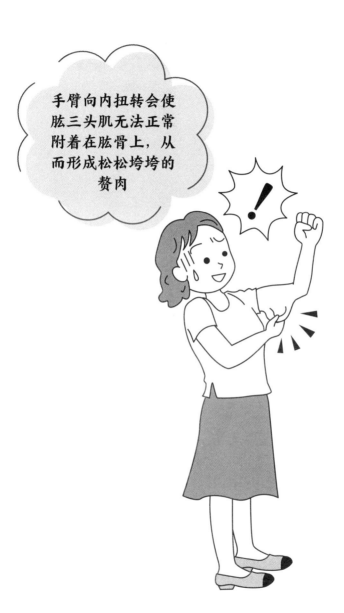

外旋肩关节的好处

姿势的改善

外旋肩膀有利于使用背部肌肉，其作用是对抗重力。特别是背阔肌，它与胸肌正好相反，通过使用背阔肌，可以从驼背的动作中解放出来。其结果是姿势的改善。

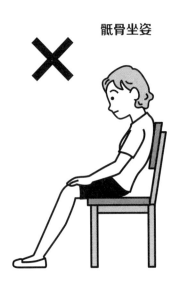

骶骨坐姿

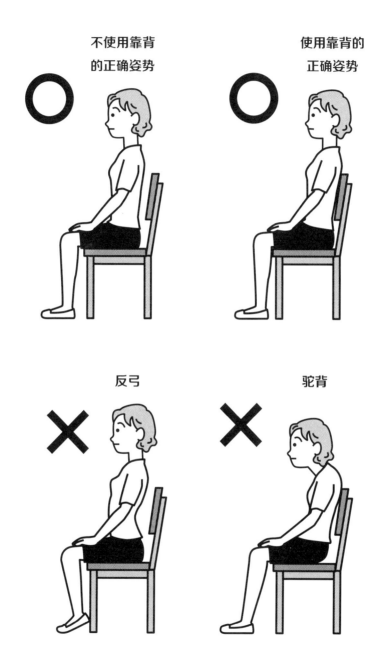

不使用靠背
的正确姿势

使用靠背的
正确姿势

反弓

驼背

拉伸时的注意事项

对一些人来说，拉伸也会使症状加重。

拉伸时，谁都希望能做到张开双腿，胸部贴在地板上。能做得这么好的人和那些努力了很多年却做不到的人是有区别的。

其实，就是能不能保持脊柱的生理弯曲的问题。

胸部能贴地的人，躯干不弯曲。相反，做不到的人，腰部弯曲，头部向前移动，下巴抬起。能够做到的人是保持脊柱的生理弯曲，同时在腰不弯的情况下前屈。也就是说，下巴不会上抬，头部也不会前移，在拉伸的时候不作无谓的努力。

即使认为拉伸对身体有好处，但根据拉伸方式，可能会在不知不觉中做出导致五十肩的动作。它不会立即引起症状，但却会为未来几年甚至几十年埋下隐患。

肌肉训练也是如此，在活动身体时，要有意识地注意脊柱的生理弯曲。

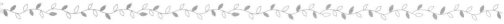

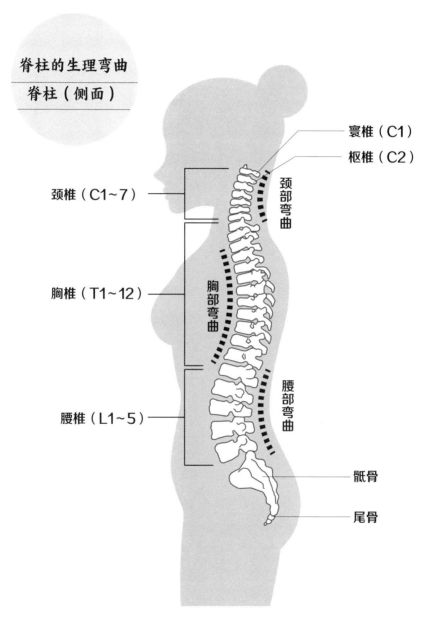

脊柱的生理弯曲

脊柱（侧面）

寰椎（C1）

枢椎（C2）

颈部弯曲

颈椎（C1~7）

胸椎（T1~12）

胸部弯曲

腰椎（L1~5）

腰部弯曲

骶骨

尾骨

力量训练的注意事项

"力量训练对身体有益"是每个人都容易持有的一种危险观念。这是因为训练方式不同，它可能不起作用。

例如，有些人在进行力量训练时会增加肌肉，变得更胖，而有些人则不会。有些人很完美紧致，有些人则不会。这不仅仅是体质的问题。

事实上，脊柱的生理弯曲状态（见第85页）至关重要。如果一个人脊柱的生理曲度保持得好，身体就会完美而紧实。但是，如果生理曲度无法保持，无论如何努力，身体都不会再紧实，受伤的风险也更大。根据脊柱的状况，身体会发生或好或坏的变化。

因此，在训练时要保持臀部快速抬起，下巴向后缩。这样就能准确保持脊柱的生理弯曲。做过负重训练的人都知道，这可以形成一种让身体安全负重的基本姿势，使训练安全有效。

如果能控制脊柱的生理弯曲，就能达到理想的效果。

第4部分

消除五十肩的
生活习惯

走路时确保正确摆动手臂

　　走路时，注意摆动手臂。通常我们往往只关注手臂是否在摆动，其实如何摆动手臂更重要。从本质上讲，手臂应像钟摆一样前后摆动，利用手臂重量的离心力使身体重心前移，而基本不使用肩膀周围的肌肉。这样，即使重心移动，身体的核心肌肉也能保持平衡，从而实现高效步行。

　　然而，当你有圆肩时，就不能像钟摆一样摆动。前臂不是前后摆动，而是呈"ハ"字形摆动。手臂摆动的横向力越多，手臂与身体的分离程度就越大。这就导致肩膀耸起，肩关节几乎不动，上半身左右摆动，走路费力。当关节停止活动时，前进的力也会停止。

　　要想避免这种情况，就要把注意力集中在下沉肩胛骨上。这样可以更好地使用背部肌肉，更好地摆放肩膀。因此，在挺胸的同时，人的重心所在的下腹部也会向前移动，重心更容易前移，全身放松，手臂可以自然地前后摆动。

　　这样就形成了一种良好的行走姿势。

正确的走路姿势和错误的走路姿势

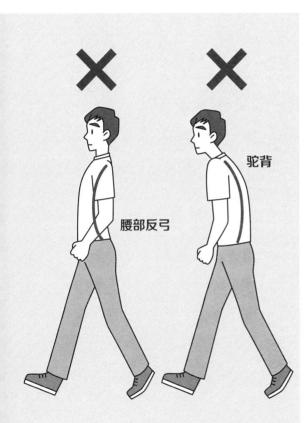

腰部反弓

驼背

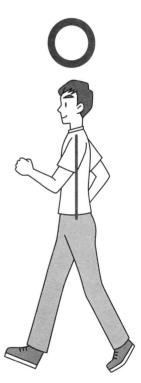

走路时像钟摆一样前后摆动手臂。

留出足够的空间握住自行车车把

骑自行车时，腋下松弛的人很多。

出现这种情况的主要原因是，他们握住车把时就像握住手柄一样。这导致前臂紧张，手腕没有活动空间。骑手控制车把时没有多余的空间，因此腋下松弛，整个手臂都用来平衡车把。此外，用力踩踏板时，会在车把上施加很大的力。这就造成了耸肩动作，对患有五十肩的人伤害很大。

解决办法是尽可能用从小拇指开始数的三根手指抓握。这样可以给手腕留出更多的空间，缓解肘部紧张。腋窝收紧会更难耸肩，从而大大减轻肩膀和颈部肌肉的负担。此外，用脚跟而不是脚掌蹬车的人使用的是大腿前侧和腹部肌肉。腹部肌肉的运动会使脊柱变弯，结果肘部更紧张，腋窝更松弛。踩踏板时要用脚趾而不是脚掌。

骑自行车时需要保持平衡，如果手臂处于不舒适的位置，就会有危险。

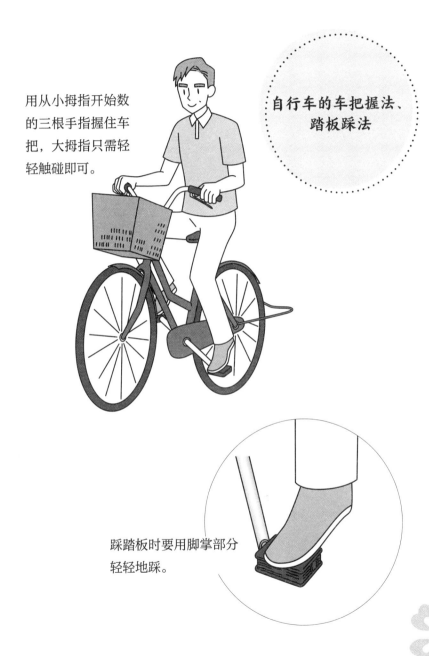

用从小拇指开始数的三根手指握住车把，大拇指只需轻轻触碰即可。

自行车的车把握法、踏板踩法

踩踏板时要用脚掌部分轻轻地踩。

伏案工作时不要弯腰驼背

伏案工作时不可避免地会导致坐姿失调。

如今，很少有人能保持骨盆直立的坐姿。如果骨盆后倾，脊柱就会自动变弯。脊柱变弯还会导致颈部前倾，头部向前移动。这不仅会使脊柱垂直变弯，还会使背部横向变弯，造成圆肩。为了避免这种情况，在办公桌前工作时请保持以下姿势。

弯曲髋关节，保持骨盆直立。

感到下背部疼痛的人，我们就知道他之前一直保持驼背坐姿。这种疼痛是由于不能很好地使用本应该使用的肌肉，但保持正确姿势一周后疼痛就会消失。这种疼痛并不严重，不用担心。

顺便提一下，那些自称"容易长胖"的人无一例外都是驼背坐姿。电视上的很多演员，无论年龄大小都姿势挺拔，他们总是能很好地弯曲髋关节，躯干不弯曲。运动和饮食固然重要，但坐姿也是一个重要的隐性因素。

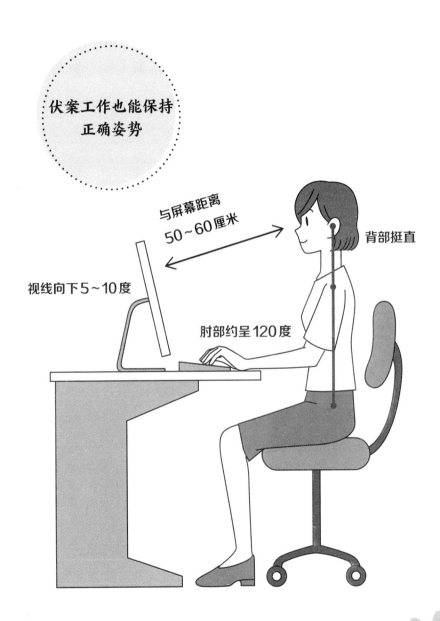

伏案工作也能保持
正确姿势

与屏幕距离
50~60厘米

背部挺直

视线向下5~10度

肘部约呈120度

肩膀僵硬前伸展背部

　　长时间伏案工作或保持同一姿势时，无论姿势多么正确，肌肉都会变得僵硬。在这种情况下，有必要活动一下肌肉。

　　一个简单的方法就是"伸懒腰"。

　　也可以在坐着的时候做这个动作，只要能做出与伏案工作完全相反的动作，就可以消除疲劳。

　　伸懒腰时，将左右手交叉握在一起，举到正上方。

　　这样做时，将手转过来使掌心朝上，稍稍向背后移动，使手掌正好在身体正上方，这样背部的肌肉就会得到正确的锻炼，而身体前部容易短缩的肌肉就会得到拉伸，从而形成一种与伏案工作相反的姿势。

　　需要注意的是，当向后伸展时，手臂不应该在视线范围内。特别是手臂指向身体前方或下方时，背部会比在伏案工作时更弯。虽然背部肌肉感觉被拉伸得很好，但并不能缓解疲劳，与伏案工作没有什么区别。

　　站起来，踮起脚尖伸懒腰更有效。

左右手交叉
伸懒腰

左右手交叉，手掌掌心向
上伸懒腰。

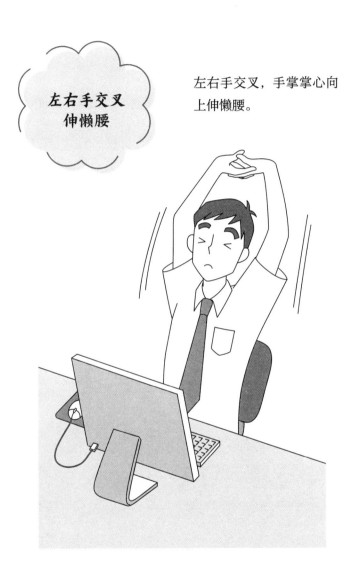

在厨房工作时脸部不要离手太近

做饭或洗碗时，容易做出向前弯腰的姿势。如果能充分弯腰，就能正确地使用身体，但如果只是轻轻弯腰，就容易松懈。

家务劳动姿势的一个特点是，身体弯着，手臂向前垂着。这种姿势会使背部变弯，更容易形成圆肩。如果每天都这样做几十分钟到几小时，就会导致过度劳累和身体疲劳。这些轻微的前腰驼背，最终会成为一种主要的负担，需要加以改进。

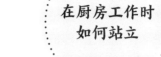

在厨房工作时
如何站立

即使站直了也会驼背

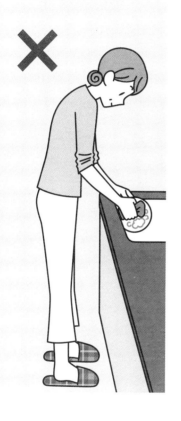

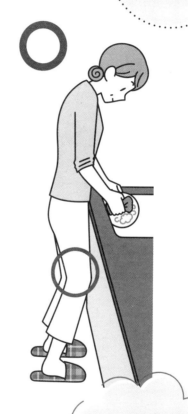

站立时膝盖靠着
橱柜的门，这样
就不会驼背

洗澡时挺起胸来不要低头

洗头时，肩膀会动，手臂会抬起来。

但大多数人在洗头时，腰部、背部和颈部都是弯的，头是低的，手臂几乎没有抬起来。这样，他们的肩关节几乎没有活动，只活动了肘部以下的部位。

肩膀耸起和胸部收缩更突出了这种状态，从而加强了圆肩。

洗头的方法

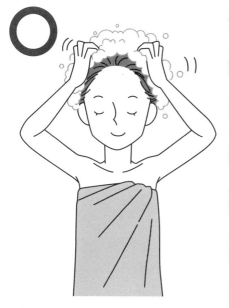

挺胸，双臂从两侧举起，面向前方。

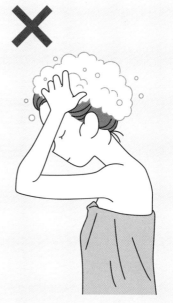

脖子向前弯，低着头，手臂几乎没有抬起来。

如果睡觉时肩膀感到疼痛，首先要关注睡眠

睡觉时肩膀疼痛的主要原因有两个。

人的疼痛有以下特点：一种疼痛是疲劳等积聚加重时出现的疼痛；而另一种疼痛则相反，是在一天中不必要的疲劳等消除时出现的疼痛。例如，前者是指久坐后腰部或侧腹部疼痛，后者是早上想起床时腰疼，但开始活动后疼痛就消失了。

有些人侧卧时会感到疼痛，而有些人则是仰卧时疼痛。

第一，侧卧时的疼痛是肩膀在呐喊"再圆肩就受不了了"。这是由疲劳积累所致。重要的是多做圆肩以外的运动。

第二，仰卧睡觉时感到疼痛的人，从根本上说，如果能休息到不出现这种疼痛，才是肩膀真正得到了改善，但身体要做到这一点并不容易。在这种情况下，虽然不是我们的本意，但如果仰卧将身体蜷缩形成圆肩，疼痛会更快得到缓解。

总之，在睡眠过程中，比起改善睡眠，首先要重视睡眠本身。

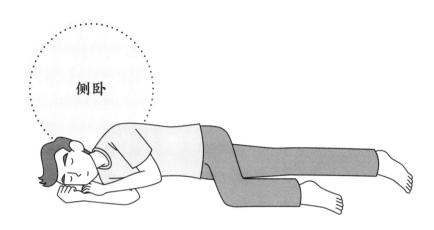

侧卧

圆肩造成疲劳堆积，引起疼痛。

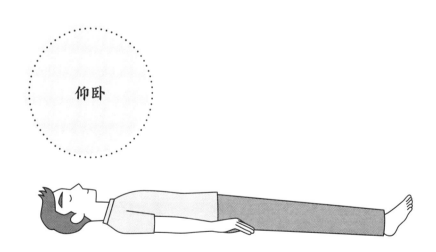

仰卧

疼痛减轻了很多，但还会感到疼痛。

睡觉时仰卧，下巴向后缩

　　睡眠是最重要的事情，睡觉时仰卧下巴向后缩，这虽然不是绝对的方法，但能最大限度地改善睡眠方式。

　　总之，圆肩是造成五十肩的因素之一。只要在睡觉时做与日常生活中的圆肩相反的动作即可。脸朝上仰卧，下巴向后缩，颈部后面紧贴床面。这样可以将胸部向上挺起。在这种姿势下，尽可能将双臂后部贴在被子上，掌心向上。身体在这种方式下放松，就能以最舒服的方式做到与圆肩相反的动作。

正确的睡眠方式

仰卧，
下巴向后缩，
睡眠方式会有所
改善

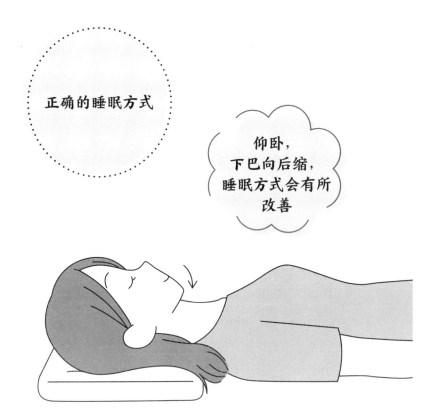

肩胛骨不过分运动，姿势正确

经常活动肩胛骨的一个原因是，活动肩胛骨能提高新陈代谢，增强减肥和运动效果。这被认为与棕色脂肪细胞有关，棕色脂肪细胞在20世纪90年代成为一个热门话题。这些细胞燃烧脂肪，据说聚集在肩胛骨下方的区域。因此，运动肩胛骨就是为了激活这些细胞。然而，科学解释已经表明，这些细胞在成年后会减少，并且不发挥作用。

另一个原因是，以前游过泳的人身体紧实，肩胛骨活动异常。然而，他们可以在水中有效地获得水的阻力，因此在不游泳五年后肩胛骨就运动不了了。对于不游泳的人来说，并不需要肩胛骨活动异常。我们应该将肩胛骨的运动保持在必要的最低限度。

相反，让肩胛骨保持正确位置的方法是先纠正姿势。然后，肩膀就会迅速放松。身体中心会紧张，但肩膀和颈部会很舒服。如果在这种状态下使用身体，肩胛骨就不会过度移动。

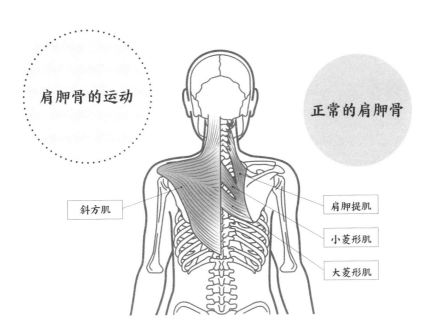

肩胛骨的运动

正常的肩胛骨

斜方肌

肩胛提肌

小菱形肌

大菱形肌

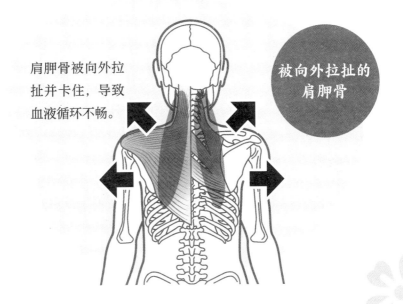

肩胛骨被向外拉扯并卡住，导致血液循环不畅。

被向外拉扯的肩胛骨

不费力的背包方法

　　背包对身体有好处，但背包的方式错误，可能会导致圆肩。

　　如果背包的肩带过长，重量就会向后倒。例如，负重的人背后的东西会滑下来。使用这种背负方式时，人向前弯腰，肩膀被向后拉，形成头部向前移动，腰部弯曲的姿势。

　　负重越重，为了避免向后倒，就越要将头部朝前移动，并弯曲背部。手臂会更多地向前悬垂，导致圆肩。

　　背包时，应调整肩带长度，使背包底部位于腰部髋骨上方，也就是人体重心所在的位置。这样，人体重心和背包重量几乎处于同一位置，从而能够以正确的站立姿势背包，并大大减轻身体负担。

　　如果背包底部低于人体重心，下背部承受的压力就会更大，腰痛的风险也会增加。

背包的方法

〇

✕

重心

调整肩带长度，使背包底部位于腰部髋骨上方，也就是身体重心所在的位置。

沉重的包应放在肩膀外侧的骨骼上

把一个沉重的包背在肩上时，为了防止它掉下来，不可避免地会把它挂在靠近脖子的肩膀上，肩膀就会抬起来。

包挂得离脖子越近，就越会挤压斜方肌，也就是导致肩膀僵硬的肌肉。被挤压的肌肉会变硬，以保护身体。

肌肉变硬意味着收缩，斜方肌被有力地使用。此外，肩膀抬起是为了防止包脱落，造成双重疲劳。

肩膀背沉重的包时，应将包放在肩膀外侧的骨骼上，避免给肩膀带来巨大压力。从肩膀的柔软部位开始向外触摸，然后触摸到骨骼的位置。这里是锁骨和肩胛骨，原本承受着手臂的重量。把沉重的包放在这里，这样只需使用很少的肩膀肌肉，就能将重量托付给骨骼。

试一试就会发现，这样可以放松肩膀的肌肉。但要注意的是，在养成习惯之前，包很容易掉下来。

顺便提一下，一个正常重量的包不会压坏肩膀的肌肉，所以不用担心。

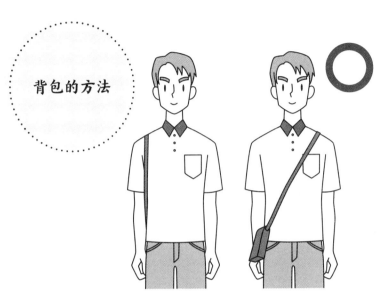

背包的方法

沉重的包挂在肩膀外侧的骨骼上。

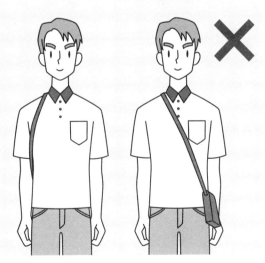

当沉重的包靠近颈部时，斜方肌会被挤压，导致肌肉僵硬。

注意沉重的包放在肘部时的位置

在用肘部挎包时，最重要的是注意肘部的位置。

对于肌肉力量较弱的女性来说，将其挂在肘部是合理的。然而，有些人的做法却增加了肘部的负担。

在用肘部挎包或其他物品时，上臂应紧贴体侧，使重物位于身体正下方，因为重量是由骨骼承担的。然而，有些人的肘部却远离身体。这给身体带来了负担，就好像是一个完全不同的动作。

手臂也有重量。当上臂远离身体，肘部指向外侧时，手臂的重量必须由肌肉来承担。

此外，在远离身体的情况下，负载的重量必须大量使用肌肉。

每天这样做，就等于在训练肩膀和手臂的肌肉。手臂容易变粗，长期如此，还会造成明显的疲劳。

这种疲劳会增加患五十肩的风险。在离开身体的地方加大重量也会导致背部疼痛。

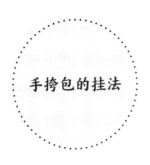

手挎包的挂法

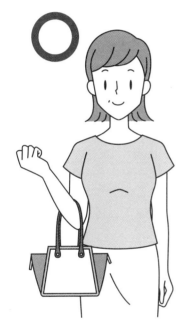

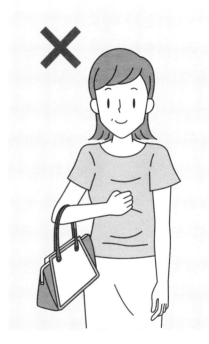

上臂和肘部紧贴体侧，从前臂向外打开至肘部。

上臂离开身体，肘部向外打开挎包，这样会加重肌肉负担。

不要背着手逛橱窗

在逛橱窗或者在参观美术馆时，手里空无一物，就可能会随意地将双手交叉放在背后。

你可能会想"双手交叉放在背后是老年人的行为"。然而，很多人都会这样做，不分年龄，甚至在小学生身上也能看到。而这也会导致肩膀疼痛，所以需要注意。

这是因为将双手交叉放在背后时，双手是叠放手掌并朝后放在臀部周围的。这是肩膀向内扭转的动作，也是典型的圆肩姿势。

特别是凑近看架子上的物品时，正常手臂会向前垂下，但这时并没有放手臂的空间。因此，将它们折叠在背后，形成圆肩。

因此，在看东西时，尽量用身体贴近它，不要向前弯腰。另外，手掌不要朝后，而要朝前，手背朝后，让手掌碰到臀部。这样会用到很多背部肌肉，也不会做出错误的弯腰前屈动作。

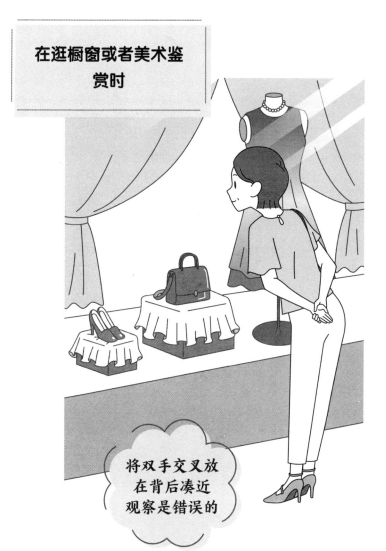

在逛橱窗或者美术鉴赏时

将双手交叉放在背后凑近观察是错误的

拿东西不要像抓东西一样

有些人会用大拇指紧紧抓住东西，你可能会认为这是抓稳东西的好方法，但事实上，这会阻碍手腕的活动，从而使其失去作用，导致整个手臂被过度使用，容易引起肌肉发炎。

例如，在花园里扫地时，从小拇指侧的手指开始握紧扫帚，食指和大拇指只是轻轻放在扫帚上面。这样可以让手和手腕有更多的发挥空间，可以在几乎不动手臂的情况下移动扫帚。

相反，如果用食指和大拇指抓握，手腕和手就失去了发挥的空间，必须从肩膀开始移动手臂，用整个手臂来大面积移动扫帚。手臂远离身体，就会大量使用肩膀和颈部的肌肉，长年累月的疲劳会导致肌肉炎症。

在其他许多运动和工作中，例如，在高尔夫球中握住球杆、在棒球中挥舞球棒或在开车时操作方向盘时都不应该紧紧抓住它们。

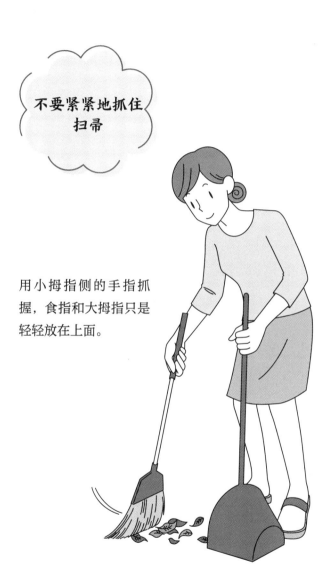

不要紧紧地抓住
扫帚

用小拇指侧的手指抓握，食指和大拇指只是轻轻放在上面。

把肘部放在桌子上时不要弯腰

把肘部放在桌子上的情况可能有很多。我们都知道这种行为不太好，但有时仍会不经意做出来。

此时，肘部越是远离身体，指向前方或侧面，就越会引起耸肩。如果在这种情况下施加重量，耸肩动作就会变得更加突出，导致颈部明显向前倾，头部也会向前移动。

这种动作也是造成五十肩的原因。

如果肘部放在桌子上，请确保上臂笔直地指向下方。但是，当肘部放在桌面上时，上半身是向前弯曲的。因此，除了上臂尽量朝下，背部也不能弯。髋关节充分弯曲，腰部向相反方向弯曲（生理曲度），有助于缓解腰部疲劳，从而预防腰部疼痛，可谓一举两得。

肘部放在桌子上是一个能让人放松的动作。有时，放松的动作也会有坏处。为了防止它变得更糟糕，尽量注意姿势正确。

肘部放在
桌子上

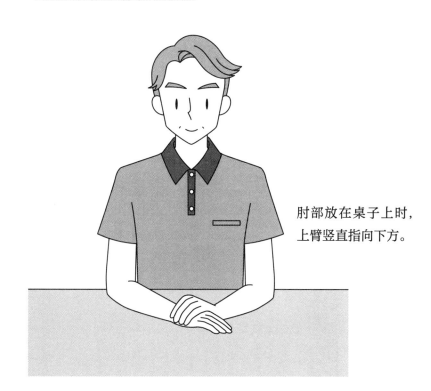

肘部放在桌子上时，
上臂竖直指向下方。

平时应注意腋下不要松懈

生活中，腋下难免会有松懈的时候。

做任何事情时手臂都紧贴在体侧，上臂笔直地指向下方的动作是没有问题的。但是，手臂容易远离体侧的人，在工作时就不得不绷紧肘部，不断支撑手臂的重量。一只手臂的重量约占体重的6%，因此，对于一个体重50千克的人来说，颈部到肩膀的肌肉要无条件地承受6千克的重量。要减轻这一负担，就必须避免腋窝松懈。

当有张开肘部习惯的人被告知"上臂要贴在体侧生活"时，他们会说"这样很憋屈，什么都做不了"，但事实上，上臂贴在体侧可以做大部分事情。实际上，即使上臂紧贴在体侧，前臂也可以做圆周运动。

仅这一个动作就能完成厨房工作和许多其他正常生活中需要做的事情。不给肩膀和颈部的肌肉造成负担意味着不会给冈上肌造成负担，而冈上肌的负担是造成五十肩的原因。

夹紧腋下

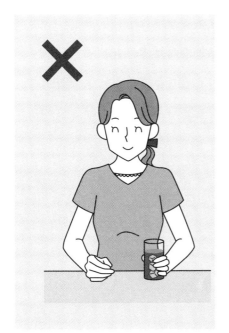

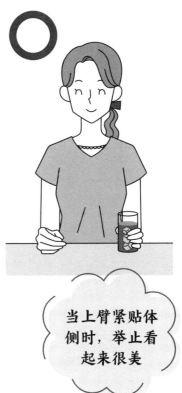

当上臂紧贴体侧时，举止看起来很美

打电话时肘部也要伸直向下

把手机拿在耳边时，腋窝难免会松懈。如果肘部横着指向一侧，则说明腋下松懈。如果肘部直指下方，则是腋下紧绷。

打电话时腋窝松懈的原因往往是以抓握的姿势握住手机。抓握的姿势会使手机难以触及耳朵，迫使你将肘部横着转向一侧，而且由于肘部弯曲得很厉害，所以在抓手机时不仅前臂会受到很大的力，上臂也会受到很大的力。这是一个非常费力的动作。

尽可能用从小拇指一侧的三根手指和大拇指握住手机。这样，拿手机的手就有了空间，可以向下转动肘部，夹紧腋下来打电话。

握持手机的
方法

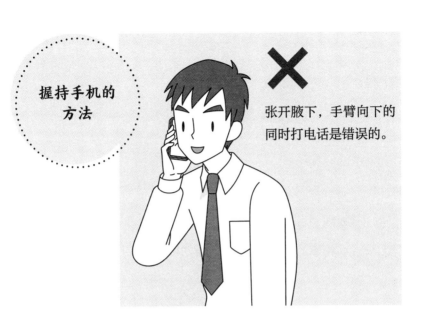

张开腋下，手臂向下的
同时打电话是错误的。

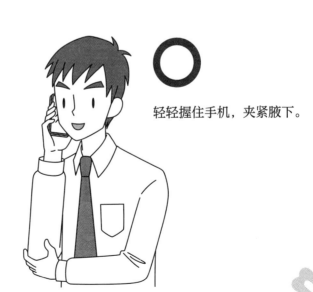

轻轻握住手机，夹紧腋下。

在餐厅用餐时举止优雅得体

进食时的一个常见问题是从盘子里夹起食物时，为了避免食物滴落或溢出而伸嘴去接。

挺直背部使用刀或叉时，会使肘部向外打开，更容易伸嘴去接食物。因为肘部向外打开，最终会通过移动手臂和手来进食，同时肩膀和颈部肌肉需要支撑每只手臂的重量。

此外，如果重达5千克左右的头部也在前方，肩膀和颈部肌肉就会用得更多。这与边吃东西边进行肌肉训练是一样的。

这些动作也会给愉快用餐带来很大的压力。它还会让人失去挺拔姿势。无论如何，我们都想姿势挺拔，吃得没有负担。

为了避免这种情况，请保持背部挺直，下巴向后缩，肩膀下沉，上臂伸直指向下方。这样可以减轻所有肌肉的负担。如果为了不想让酱汁滴下来而向前弯腰，可以从髋关节处干净利落地像鞠躬一样向前弯，这样身体就没有负担了。

这样不仅能减轻身体的负担，还能让容貌和举止更加优美和得体。

正确的进食方法

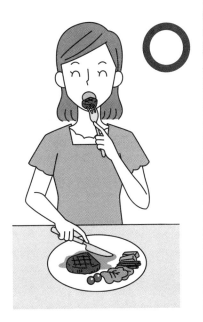

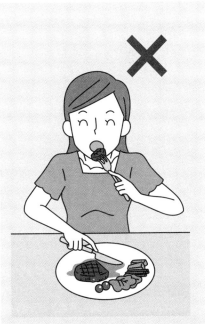

姿势端正，不张开肘部用餐，那么就会举止得体。

用嘴去接食物的吃法是不对的。

使用维生素B₁₂修复周围神经

医生为肩周炎患者开出的药物中有一种是辅酶维生素B_{12}，它是治疗周围神经病变的药物，能修复周围神经。

普通维生素B_{12}也有同样的作用。因此，服用维生素B_{12}被认为对肩周炎有积极作用。

富含维生素B_{12}的食物包括鲑鱼、鳟鱼、秋刀鱼、蚬贝、花蛤、牡蛎、肝脏和芝士。鸡肉和鸡蛋中也富含维生素B_{12}。

吸收维生素B_{12}需要结合蛋白。结合蛋白是与特定营养素结合在一起供人体吸收的蛋白质。因此，与食物一起服用维生素B_{12}可能比单独服用补充剂更有效。

营养物质只有被人体吸收后才能被利用。要吸收单一营养素，需要受到多种不同物质的影响。如果我们能够通过摄入多种物质而不是拼命摄入某一种营养素来自然获得健康，那将是最好不过的了。

富含维生素B$_{12}$的食物

鲑鱼、鳟鱼、秋刀鱼、蚬贝、花蛤、牡蛎、肝脏、鸡肉和鸡蛋、芝士等。

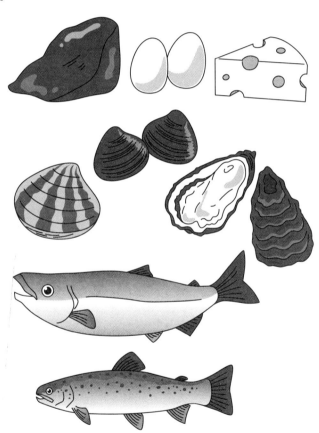

后记

当你感到身上任何部位疼痛时，你的首要任务是确保身体没有过度疲劳。人们在日常生活中总是不知不觉地积累了疲劳。

其中，被称为五十肩的肩膀疼痛就是一个典型的例子，它是由轻微的疲劳积累引起的身体的不适。希望本书能帮助你了解休息对改善身体状况的重要性，以及如何正确休息。

如果你正处于剧烈的疼痛中，可能正忍受着持久的、精神上的折磨，这种疼痛让你越来越想放弃。然而，我们强烈建议你不必放弃。

本书还为手臂几乎抬不起来的人提供了应对策略。

要明白休息很重要，一步一步来，不要急于求成。这样不仅疼痛会减轻，活动能力也会改善。一定要抱有希望。

我要感谢主妇之友出版社的川内昭治先生，是他让我有机会以出版物的形式向饱受病痛折磨的人们传递信息。他坚持不懈地思考和指导我如何更好地传达信息。这种态度让我对今后的人生充满了思考。我由衷地感谢你。

希望本书能够帮助更多的人。

町田秀树

【作者】────────────────────────

町田秀树

町田秀树，1996年毕业于日本体育学院体育系健康科学专业，2002年成立町田脊柱整骨院，自2017年起担任东京工学院讲师，现任町田脊柱整骨院院长。